Comment gérer la tension musculaire

Le guide complet de la gestion des souches

Dr Grace Andrews

Table des matières

Cadeau gratuit à l'intérieur

Rencontrez l'auteur, Grace Andrews, DPT.

Docteur en physiothérapie (DPT), la Dre Grace Andrews est une fervente partisane de la santé et de la réadaptation musculo-squelettiques. Ayant travaillé longtemps dans le domaine de la physiothérapie, elle offre une richesse de connaissances et de compétences pour aider les gens sur le chemin de la santé musculaire et de la guérison des blessures.

L'intérêt précoce de Grace pour la mobilité humaine et sa relation complexe avec le bien-être total l'a conduite à se consacrer à ce sujet. Son dévouement à l'amélioration des techniques de récupération et à la promotion d'actions prophylactiques contre la tension myofasciale lui a valu le respect de ses collègues et de ses patients.

Son engagement va au-delà de fournir aux gens l'information et les ressources nécessaires pour bien gérer et éviter les douleurs musculaires.

Le Dr Grace Andrews, l'auteur de ce manuel détaillé sur la gestion des tensions musculaires, espère combler le fossé des connaissances entre la théorie et la pratique en fournissant aux lecteurs une méthode complète pour diagnostiquer, traiter et éviter les tensions musculaires pour une vie améliorée par une santé musculaire robuste.

.

Chapitre 1

Comprendre la tension musculaire

La tension musculaire est une maladie répandue qui touche des personnes de différents âges et niveaux d'activité physique. Cela se produit lorsque les muscles sont exposés à une force extrême, ce qui entraîne des fibres musculaires trop étirées ou endommagées.

Qu'il s'agisse de mouvements rapides lors d'activités sportives, d'un mauvais transport de gros objets ou de mouvements répétés dans le travail quotidien, les tensions musculaires se présentent comme une pathologie répandue, bien que généralement ignorée.

À la base, la tension musculaire entraîne des dommages structurels aux fibres musculaires, provoquant divers symptômes et douleurs.

L'intensité de la contrainte est divisée en trois niveaux :

- Léger (catégorie I)
- Modéré (catégorie II)
- Sévère (Grade III)

Chaque grade délimite le niveau de lésion des fibres musculaires, déterminant la gravité des symptômes, la période de récupération et les techniques de traitement recommandées.

Les manifestations de tension musculaire impliquent divers symptômes, notamment des douleurs régionales, un inconfort, un gonflement, une raideur et, dans les cas extrêmes, des ecchymoses ou des spasmes musculaires.

Reconnaître ces symptômes dès le début contribue à une action rapide, permettant un plan de traitement plus efficace et un retour plus rapide aux activités régulières.

Importance de soins appropriés

Des soins appropriés pour contrôler la tension musculaire constituent un pilier essentiel sur la voie de la récupération. Des thérapies opportunes et adaptées atténuent non seulement les symptômes aigus, mais jouent également un rôle crucial dans la réduction du risque de difficultés chroniques et de répercussions à long terme.

Le riz. Le protocole (repos, glace, compression et élévation) constitue la pierre angulaire du traitement précoce, réduisant l'inflammation, soulageant l'inconfort et soutenant le processus de guérison.

Associés aux conseils experts d'un physiothérapeute ou d'un professionnel de la santé, des schémas thérapeutiques individualisés et des exercices de rééducation visent à cibler le type et le degré uniques de la tension, accélérant la guérison et rétablissant une fonction optimale.

Par ailleurs, la pertinence des efforts de prévention ne peut être soulignée. Éduquer les gens sur les procédures d'échauffement adéquates, la bonne mécanique corporelle et les modifications ergonomiques dans les tâches régulières minimise considérablement le risque de tensions musculaires.

L'intégration de ces techniques préventives dans les routines et les habitudes constitue une stratégie proactive visant à préserver la santé musculaire et à éviter de futures blessures.

Ce livre complet agit comme une source d'informations, s'appuyant sur l'expérience des physiothérapeutes, pour vous donner des informations détaillées et des techniques concrètes.

En améliorant votre conscience de la tension musculaire et en adoptant des pratiques de soins proactives, vous vous donnez les moyens de gérer et de surmonter avec succès cette maladie fréquente, favorisant ainsi un bien-être physique prolongé et une qualité de vie accrue.

Chapitre 2

Anatomie de la tension musculaire

Comment fonctionnent les muscles

Les muscles sont les chevaux de bataille de notre corps, responsables du mouvement, de la stabilité et du maintien de la posture. Comprendre leur fonctionnement complexe donne des informations significatives sur la compréhension des mécanismes à l'origine de la tension musculaire.

Les muscles fonctionnent par l'interaction d'unités contractiles appelées sarcomères, constituées de filaments d'actine et de myosine qui se chevauchent. Lorsque le corps ordonne à un muscle de se contracter, ces filaments glissent les uns sur les autres, raccourcissant le muscle et créant une force.

La contraction musculaire comprend le recrutement d'unités motrices, comprenant un motoneurone et les fibres musculaires qu'il régule. Les actions motrices fines utilisent moins de fibres musculaires, tandis que des mouvements plus importants ou le soulèvement de poids plus lourds activent davantage d'unités motrices pour fournir la force nécessaire.

L'équilibre délicat entre flexibilité musculaire, force et endurance affecte leur capacité à supporter le stress et la tension. Lorsqu'ils sont soumis à une force excessive ou surchargés au-delà de leurs capacités, les muscles deviennent sujets à des tensions ou à des dommages.

Causes de la tension musculaire

La tension musculaire résulte d'une série de circonstances, se produisant fréquemment en raison de mouvements rapides ou puissants, de mouvements répétés ou de programmes d'échauffement insuffisants. Certaines raisons courantes incluent :

1. Surmenage : S'engager dans une activité physique vigoureuse sans entraînement suffisant ou sans augmenter progressivement l'intensité peut fatiguer les muscles, entraînant de minuscules déchirures dans les fibres musculaires.

2. Mauvaise mécanique corporelle : Une mauvaise posture ou des méthodes inappropriées lors du levage, de la flexion ou de l'exercice peuvent exercer un stress inutile sur les muscles, augmentant ainsi le risque de tension.

3. Manque d'échauffement : Des procédures d'échauffement inadéquates ou la négligence des étirements et de la préparation avant l'exercice ne parviennent pas à préparer les muscles aux exigences de l'activité physique, les rendant plus sensibles à l'effort.

4. Fatigue : Une activité prolongée ou répétée sans périodes de repos appropriées peut fatiguer les muscles, diminuant ainsi leur capacité à absorber les chocs ou à résister aux tensions.

5. Mouvements brusques : Les mouvements rapides et brusques, en particulier lorsque les muscles ne sont pas conditionnés pour de tels mouvements, peuvent produire des tensions dues à une contrainte brutale sur les tissus.

6. Blessures antérieures : Un traitement inadéquat ou une récupération insuffisante suite à des blessures musculaires antérieures affaibliront la région touchée, la rendant plus sujette aux tensions.

Comprendre ces raisons aide non seulement à repérer les facteurs de risque possibles, mais souligne également l'importance de mesures proactives pour minimiser la tension musculaire.

En plongeant dans le fonctionnement interne des muscles et en comprenant les diverses sources de tension, les gens peuvent limiter de manière proactive le risque de blessure, maintenant ainsi une santé et des performances musculaires maximales.

chapitre 3

Reconnaître la tension musculaire

Symptômes et signes

L'identification des symptômes et des indicateurs de tension musculaire est essentielle pour une intervention rapide et une thérapie réussie.

Les indications courantes comprennent :

1. Douleur localisée : Un signe important de tension musculaire, une douleur localisée, apparaît généralement à proximité de l'emplacement de la blessure. La douleur peut varier d'un léger inconfort à des sensations fortes et aiguës, ayant un impact sur le mouvement et la fonction.

2. Gonflement et inflammation : En réaction aux dommages, la région touchée peut présenter un gonflement, une rougeur et une chaleur accrue en raison de l'inflammation. Cela se produit lorsque le corps commence le processus de guérison, créant une collection de liquide entourant la région blessée.

3. Faiblesse ou raideur musculaire : Les muscles tendus peuvent sembler faibles, ce qui rend difficile l'accomplissement des mouvements ou des tâches quotidiennes. Une raideur et une diminution de la flexibilité du muscle affecté peuvent également être remarquées.

4. Ecchymoses ou décoloration : Dans les cas plus graves de tension musculaire, des ecchymoses ou une décoloration peuvent survenir en raison d'un saignement dans les tissus musculaires. Cela accompagne généralement une souche de grade II ou III.

5. Spasmes musculaires : Certaines personnes peuvent ressentir des contractions musculaires ou des spasmes involontaires en réponse à la tension, provoquant un inconfort supplémentaire.

Différencier les niveaux de gravité

Comprendre la gravité d'une tension musculaire est essentiel pour déterminer le plan d'action approprié pour le traitement et la récupération.

Le système de notation comprend normalement trois niveaux :

1. Catégorie I (légère) : Caractérisées par des étirements mineurs ou des déchirures microscopiques au sein des fibres musculaires, les foulures de grade I entraînent généralement une légère douleur et une perte de fonction minime. La récupération est généralement plus rapide, souvent en quelques jours à quelques semaines.

2. Niveau II (modéré) : Ce niveau implique une déchirure partielle des fibres musculaires, entraînant une douleur, un gonflement et une mobilité réduite plus prononcés. La récupération peut prendre plusieurs semaines et une intervention professionnelle peut être nécessaire pour guider la réadaptation.

3. Grade III (sévère) : Une souche de grade III implique une déchirure importante ou une rupture complète du muscle, provoquant une douleur intense, un gonflement important, des ecchymoses et une grave déficience fonctionnelle. La guérison peut être prolongée, nécessitant souvent une réadaptation approfondie et des soins médicaux.

La différenciation de ces niveaux de gravité aide à établir une stratégie de traitement spécifique, à sélectionner les thérapies requises et à projeter le calendrier de récupération anticipé pour les patients souffrant de tensions musculaires.

Chapitre 4

Prévenir la tension musculaire

Techniques d'échauffement et d'étirement

Pratiquer des exercices d'échauffement corrects et adopter de bonnes méthodes d'étirement constituent la pierre angulaire de la réduction des tensions musculaires.

Ces techniques préparent le corps à l'exercice physique, améliorant la flexibilité musculaire, la circulation et les performances générales tout en réduisant les risques de blessures.

Réchauffer:

Une technique d'échauffement dynamique consiste à exécuter des mouvements de faible intensité qui imitent l'activité à venir.

Il augmente progressivement la fréquence cardiaque, augmente la température corporelle et prépare les muscles, les tendons et les ligaments à un effort plus intense. Les exemples incluent la course légère, les sauts avec écart ou l'équitation.

Élongation:

Les étirements statiques, effectués après un échauffement ou un exercice physique, consistent à maintenir une posture qui allonge le muscle ciblé pendant une durée définie. Il favorise la flexibilité et l'amplitude des mouvements, minimisant ainsi les risques de tension musculaire pendant les exercices. Concentrez-vous sur les groupes musculaires clés et maintenez chaque étirement pendant environ 15 à 30 secondes sans sauter.

Roulage de mousse :

L'incorporation de rouleaux de mousse dans les exercices d'échauffement aide à soulager les tensions musculaires et à améliorer la circulation sanguine. Cette approche de libération auto-myofasciale cible des groupes musculaires particuliers, réduisant ainsi la raideur et augmentant la flexibilité, minimisant ainsi les risques de tension.

Étirement dynamique :

Les étirements dynamiques comprennent des mouvements contrôlés qui font parcourir aux articulations et aux muscles toute leur amplitude de mouvement. Il augmente non seulement la flexibilité, mais prépare également les muscles à l'action en simulant les mouvements de l'entraînement ou du sport imminent.

Mécanique corporelle correcte

Adopter une bonne mécanique corporelle lors des activités quotidiennes, des entraînements et des routines de levage atténue considérablement le risque de tension musculaire. Les principes fondamentaux comprennent :

1. Garder une bonne posture : Que ce soit debout, assis ou en soulevant, garder une colonne vertébrale neutre, une bonne répartition du poids et éviter de s'affaisser ou de se surétendre préserve les muscles d'une tension inutile.

2. Techniques de levage : Lorsque vous soulevez de gros objets, pliez les genoux, maintenez le dos droit et soulevez en utilisant les jambes plutôt que les muscles du dos. Évitez les secousses rapides et répartissez le poids uniformément.

3. Ergonomie : Ajustez les postes de travail, les sièges et les équipements pour qu'ils correspondent de manière ergonomique à la position naturelle du corps. Cela diminue la tension lors d'une position assise prolongée ou de tâches répétées.

4. Routine d'exercices équilibrés : Varier les routines d'exercices et mettre en œuvre des activités d'entraînement croisé évitent la surutilisation de certains groupes musculaires, minimisant ainsi le risque d'inconfort dû à un stress répété.

5. Chaussures appropriées : Le port de chaussures adaptées à l'activité ou à l'exercice contribue considérablement à préserver une mécanique corporelle saine. Les chaussures de soutien qui offrent amorti et stabilité réduisent le stress sur les muscles et les articulations, minimisant ainsi les risques de tension.

6. Formation progressive : L'augmentation progressive de l'intensité et de la durée au cours de l'exercice ou des activités sportives aide les muscles, les tendons et les ligaments à s'adapter et à se renforcer progressivement. Évitez les sauts rapides dans le volume ou l'intensité de l'entraînement pour éviter le surmenage et la tension.

7. Repos et récupération : Des intervalles de repos adéquats entre les exercices ou les activités aident les muscles à guérir et à se régénérer. L'intégration de jours de repos réguliers dans les programmes d'entraînement évite les blessures dues au surmenage et améliore la réparation musculaire.

8. Une bonne hydratation et une bonne nutrition : Rester hydraté et maintenir une alimentation équilibrée et riche en nutriments, en particulier ceux favorisant la santé musculaire, contribue à la rééducation musculaire et minimise le risque de tensions induites par la fatigue.

9. Mouvements conscients : Rester conscient des mouvements corporels et éviter les mouvements rapides et saccadés ou la force excessive pendant les exercices minimise considérablement les risques de tension. Concentrez-vous sur des mouvements fluides et contrôlés pour épargner aux muscles toute tension excessive.

En intégrant méticuleusement ces mesures préventives dans les routines quotidiennes et les activités physiques, les gens peuvent réussir à réduire l'incidence des tensions musculaires, améliorant ainsi la santé musculo-squelettique globale et minimisant le risque de blessure.

Chapitre 5

Soulager les tensions musculaires

L'acronyme R.I.C.E. signifie « repos, glace, compression et élévation ».

L'un des moyens les plus élémentaires de traiter les tensions musculaires et d'accélérer le processus de récupération consiste à utiliser le R.I.C.E. méthode:

1. Repos :
Durant la première étape de tension musculaire, le repos est très nécessaire. Donnez aux muscles endoloris une pause dans les activités qui les aggravent afin qu'ils puissent récupérer. Cependant, une immobilité totale n'est généralement pas suggérée, car un mouvement léger peut faciliter la circulation et éviter les raideurs.

2. Glace :

L'application de glace sur la région endommagée aide à réduire l'inflammation, l'œdème et l'inconfort. Utilisez un sac de glace ou enveloppez de la glace dans une serviette et appliquez-la sur la région touchée pendant 15 à 20 minutes toutes les quelques heures au cours des 24 à 48 heures suivant la blessure.

3. Compression :

La compression à l'aide d'un bandage élastique ou d'une enveloppe sur la région blessée aide à réduire l'enflure et soutient le muscle touché. Assurez-vous que la compression est bien ajustée mais pas trop serrée pour éviter de limiter le flux sanguin.

4. Élévation :

L'élévation de la zone endommagée, en particulier au-dessus du niveau du cœur, contribue à réduire l'œdème en permettant un écoulement approprié des fluides. Cela peut être effectué en soutenant le membre blessé sur des oreillers ou des coussins lorsque cela est possible.

Physiothérapie et exercices

Une fois la phase aiguë de la blessure passée, la physiothérapie joue un rôle essentiel dans la récupération de la fonction musculaire, de la force et de la flexibilité.

Un physiothérapeute qualifié peut élaborer un programme de réadaptation personnalisé en fonction de la maladie et des besoins uniques de chaque individu.

Éléments clés de la physiothérapie :

1. Exercices d'étirement et d'amplitude de mouvement : Des exercices d'étirement doux aident à améliorer la flexibilité et à restaurer l'amplitude de mouvement du muscle, réduisant ainsi la raideur et facilitant la récupération.

2. Exercices de renforcement :L'ajout progressif d'exercices de renforcement cible les zones musculaires blessées, aidant ainsi à retrouver force et endurance. Ces exercices s'améliorent à mesure que la blessure guérit, en se concentrant sur des mouvements contrôlés pour éviter une nouvelle blessure.

3. Exercices fonctionnels : Les exercices fonctionnels tentent d'imiter les activités quotidiennes ou les mouvements spécifiques au sport pour recycler les muscles affectés, garantissant ainsi qu'ils peuvent exécuter leur fonction prévue sans effort.

4. Modalités et techniques : Les physiothérapeutes peuvent appliquer de nombreuses techniques telles que les ultrasons, la stimulation électrique ou le massage pour soulager la douleur, diminuer l'inflammation et favoriser la récupération des tissus.

L'adhésion à un programme de rééducation systématique sous la supervision d'un professionnel contribue à une récupération sûre et rapide, réduisant le risque de tensions répétées et encourageant le retour aux activités régulières.

Chapitre 6

Récupération et réadaptation

Reprise progressive des activités

La reprise d'activités ou de sport normales après une élongation musculaire nécessite une stratégie lente et méthodique pour assurer une guérison complète et limiter les risques de récidive :

1. Suivez les conseils professionnels : Consultez un médecin ou un physiothérapeute pour déterminer l'horaire optimal de reprise des activités. Ils évalueront le degré de guérison, faciliteront votre retour et vous donneront des conseils personnalisés en fonction de votre blessure unique.

2. Reprise progressive : Commencez par des exercices à faible impact ou non intenses qui n'augmentent pas l'inconfort. Augmentez progressivement l'intensité, la longueur et la complexité des exercices à mesure que le muscle endommagé développe sa force et sa flexibilité.

3. Faites attention aux signes avant-coureurs : Pendant le retour lent, restez attentif à tout indicateur d'inconfort, de douleur ou de faiblesse. Si les sensations persistent ou s'aggravent, cela peut suggérer que le muscle n'a pas récupéré, ce qui indique la nécessité de réduire les niveaux d'activité.

4. Concentrez-vous sur la technique et la forme : Insistez sur une bonne mécanique corporelle, une bonne posture et une bonne technique lorsque vous participez à des activités pour éviter les tensions sur les muscles en récupération. Évitez le surmenage et tenez compte des avertissements de votre corps pour éviter les revers dans la récupération.

Prévenir la récidive

Prévenir la récidive des tensions musculaires passe par l'adoption de mesures préventives et de modifications du mode de vie pour limiter les risques futurs :

1. Maintenir la condition physique et la force : Continuez avec un plan d'entraînement approprié qui se concentre sur la force générale, la flexibilité et le conditionnement des muscles. Cela aide à renforcer les muscles, minimisant ainsi la susceptibilité aux tensions.

2. Échauffements et étirements réguliers : Donnez la priorité aux routines d'échauffement et aux exercices d'étirement avant l'activité pour préparer les muscles à l'effort et limiter les risques de tension pendant les activités physiques.

3. Une bonne nutrition et hydratation : Assurer une bonne hydratation et maintenir une alimentation équilibrée et riche en nutriments importants pour la fonction musculaire et la récupération. Une bonne alimentation stimule la régénération musculaire et réduit la fatigue, minimisant ainsi le risque de surmenage.

4. Écoutez votre corps : Soyez vigilant à tout signal d'alarme d'une tension imminente, comme une tension musculaire, une douleur ou un épuisement. Répondez rapidement à ces signes en ajustant votre activité ou en obtenant l'aide d'un expert pour éviter de futurs dommages.

5. Repos et récupération périodiques : Prévoyez suffisamment de temps de repos entre les exercices pour donner aux muscles le temps de guérir et de se réparer. Évitez le surentraînement ou les efforts excessifs en cas de fatigue extrême, car cela augmente la sensibilité à l'effort.

En appliquant ces techniques, les gens peuvent réduire considérablement le risque de tensions musculaires récurrentes, favorisant ainsi une participation durable et sans blessure aux activités physiques et aux routines quotidiennes.

Chapitre 7

Nutrition et santé musculaire

Le rôle de l'alimentation dans la récupération musculaire

Une alimentation équilibrée et riche en nutriments joue un rôle crucial dans la rééducation musculaire, en fournissant les nutriments nécessaires pour favoriser la réparation, le développement et la santé musculaire générale :

1. Protéine pour la réparation musculaire : Les protéines, constituées d'acides aminés, sont nécessaires à la réparation des tissus musculaires endommagés après un effort. Consommer suffisamment de sources de protéines telles que les viandes maigres, le poisson, la volaille, les produits laitiers, les légumineuses et les sources végétales comme le tofu ou le quinoa favorise la guérison et l'adaptation musculaires.

2. Glucides pour le réapprovisionnement énergétique : Les glucides constituent la principale source d'énergie pendant l'activité physique et aident à reconstituer les réserves de glycogène dans les muscles après l'exercice. Les grains entiers, les fruits, les légumes et les légumineuses fournissent une énergie prolongée et facilitent le processus de récupération.

3. Des graisses saines pour réduire l'inflammation : L'incorporation de bonnes graisses comme les acides gras oméga-3 présents dans les poissons gras, les noix, les graines et l'huile d'olive aidera à réduire l'inflammation, favorisant ainsi le processus de guérison après une tension musculaire.

4. Hydratation pour la réparation des tissus : Une hydratation adéquate est nécessaire pour une alimentation adéquate et l'élimination des déchets des cellules. Une bonne hydratation fournit un environnement idéal pour la guérison des tissus et améliore les performances musculaires générales.

Suppléments et leur impact

Les suppléments peuvent compléter une alimentation équilibrée, apportant un soutien supplémentaire à la réparation musculaire et à la santé. Cependant, leur influence varie et leur utilisation doit être guidée par les exigences individuelles et les conseils d'experts :

1. **Suppléments de protéines :** Les protéines de lactosérum, la caséine ou les poudres de protéines végétales peuvent être des solutions pratiques pour augmenter la consommation de protéines, en particulier pour les personnes souhaitant plus de protéines pour la réparation musculaire ou celles ayant des contraintes alimentaires.

2. Acides aminés à chaîne ramifiée (BCAA) : Les BCAA, composés d'acides aminés essentiels (leucine, isoleucine et valine), sont considérés comme aidant à la réparation musculaire et minimisant les douleurs musculaires après l'exercice. Ils sont disponibles sous forme de suppléments, mais peuvent également provenir de sources alimentaires, notamment de viande, de produits laitiers et de légumineuses.

3. Créatine : Les suppléments de créatine peuvent augmenter la force musculaire et les performances d'entraînement, aidant ainsi à la récupération et à l'adaptation. Ils sont souvent utilisés par les athlètes et ceux impliqués dans des activités de haute intensité.

4. Acides gras oméga-3 : Une supplémentation en acides gras oméga-3 peut stimuler les mécanismes anti-inflammatoires dans le corps, réduisant éventuellement l'inflammation liée à la tension musculaire et facilitant la récupération.

Bien que les suppléments puissent être utiles, il est essentiel de mettre l'accent sur une alimentation équilibrée comme principale source de nutriments et de consulter un professionnel de la santé ou un diététiste certifié avant d'adopter des suppléments, en s'assurant qu'ils correspondent aux besoins et objectifs de santé individuels.

Chapitre 8

Ajustements du style de vie

Ergonomie dans les activités quotidiennes

L'ergonomie comprend la structuration de l'environnement en fonction de la personne, l'amélioration du confort et de l'efficacité et la réduction du risque de tension ou de blessure lors des activités quotidiennes :

1. Ergonomie de l'espace de travail : Assurez l'alignement correct des postes de travail en modifiant la hauteur des chaises et la disposition des bureaux, ainsi que la position du moniteur pour préserver des postures neutres. Cela réduit la tension sur les muscles, notamment dans le dos, le cou et les épaules, réduisant ainsi le risque de problèmes de surmenage.

2. Techniques de levage appropriées : Adoptez des postures de levage idéales en pliant les genoux, en gardant le dos droit et en utilisant les muscles des jambes pour soulever de gros objets. Répartissez le poids uniformément et évitez les mouvements rapides et saccadés qui pourraient fatiguer les muscles.

3. Équipement de soutien : Utilisez des équipements et des équipements ergonomiques tels que des sièges de soutien, des claviers ergonomiques et des tapis de souris pour soulager la tension exercée sur les muscles et les articulations pendant des durées d'utilisation prolongées.

4. Pauses et mouvements : Intégrez des pauses et des mouvements fréquents au travail sédentaire. Levez-vous, étirez-vous et changez de position périodiquement pour minimiser la raideur musculaire et réduire le risque de tension associé à une position assise prolongée.

Techniques de réduction du stress

Le stress chronique peut aggraver la tension musculaire et augmenter le risque de tension. L'utilisation de stratégies de réduction du stress peut réduire la tension musculaire et améliorer la relaxation :

1. **Pleine conscience et méditation :**Pratiquez des pratiques de pleine conscience, telles que la méditation ou des exercices de respiration profonde, pour réduire les niveaux de stress, détendre les muscles et favoriser le bien-être général. Ces activités peuvent réduire les tensions musculaires et améliorer la résistance aux chocs.

2. Exercice régulier et activité physique : Pratiquez régulièrement une activité physique ou des exercices comme le yoga, le tai-chi ou des activités aérobiques pour libérer des endorphines et soulager les tensions musculaires liées au stress. L'exercice contribue également à améliorer l'humeur et améliore la relaxation.

3. Gestion du temps et priorisation :Gérez judicieusement votre temps en hiérarchisant les tâches et en créant des objectifs réalistes. Évitez de vous engager trop et entraînez-vous à dire « non » lorsque cela est nécessaire pour minimiser les niveaux de stress excessifs qui peuvent entraîner des tensions musculaires.

4. Choix de modes de vie sains : Adopter un mode de vie sain, comprenant une alimentation équilibrée, un sommeil approprié et une réduction de la consommation de substances comme le café ou l'alcool, influence favorablement les niveaux de stress, favorisant la relaxation musculaire et le bien-être général.

5. Recherche de soutien : Parler à des amis, à la famille ou à un conseiller professionnel peut apporter un soutien émotionnel et des méthodes d'adaptation pour gérer efficacement le stress, réduisant ainsi son influence sur la tension musculaire.

L'intégration de ces améliorations du mode de vie dans les activités quotidiennes favorise un environnement plus ergonomique et plus résistant au stress, minimisant le risque de tension musculaire et améliorant le bien-être physique et mental global.

Chapitre 9

Considérations particulières

Tension musculaire dans différents groupes d'âge

1. Enfants et adolescents :

- Les enfants et les adolescents en pleine croissance peuvent être sujets à des tensions musculaires en raison de leur développement rapide et de leur engagement dans des activités sportives. Insistez sur des échauffements corrects, un développement régulier de l'exercice et suffisamment de repos pour réduire la tension dans les muscles et les plaques de croissance en croissance.

2 adultes:

- Les adultes engagés dans un travail physiquement exigeant ou dans un entraînement de haute intensité sont sujets à des tensions musculaires. Un échauffement approprié, des étirements fréquents et une attention aux principes ergonomiques peuvent réduire le risque de tension, en particulier au niveau du dos, des épaules et du cou.

3. Personnes âgées :

- Les muscles vieillissants ont tendance à perdre en souplesse et en force, ce qui les rend plus sensibles aux efforts. Encouragez les entraînements légers, comme la natation ou le tai-chi, pour maintenir la flexibilité et la force musculaire tout en limitant les risques de tension ou de blessure.

Faire face à la tension musculaire chronique

La tension musculaire chronique fait référence à une tension répétée ou chronique dans certains groupes musculaires, nécessitant fréquemment des soins et une prise en charge spécialisés :

1. Évaluation professionnelle :

- Faites-vous examiner par un expert en soins de santé, un physiothérapeute ou un spécialiste en médecine du sport pour découvrir les raisons sous-jacentes, diagnostiquer les déséquilibres musculaires et élaborer une stratégie de traitement appropriée.

2. Réadaptation ciblée :

- Participez à un programme de réadaptation sur mesure axé sur le renforcement des muscles faibles, l'augmentation de la flexibilité et la résolution des déséquilibres pour réduire la tension chronique et éviter de futurs épisodes.

3. Modification de l'activité :

- Modifier les activités ou les entraînements qui induisent régulièrement des tensions musculaires. Ajustez l'intensité, la durée ou la technique pour diminuer la tension sur les muscles touchés et améliorer la récupération.

4. Soins personnels cohérents :

- Adhérer à des mesures continues de soins personnels, y compris un bon échauffement, suffisamment de repos, des étirements et l'utilisation d'un équipement de soutien ou d'un appareil orthodontique si suggéré, pour gérer la tension chronique et éviter l'aggravation.

5. Aborder les facteurs sous-jacents :

- Abordez tous les facteurs contributifs tels qu'une mauvaise posture, des mouvements répétés ou un surentraînement. Modifiez les modes de vie et utilisez des concepts ergonomiques pour réduire la pression sur les muscles.

La gestion des tensions musculaires chroniques nécessite une stratégie diversifiée, comprenant une réadaptation ciblée, un ajustement des activités et des mesures proactives d'autosoins adaptées aux besoins et aux circonstances de l'individu.

Chapitre 10

Conclusion

Dans la recherche de compréhension et de contrôle des tensions musculaires, ce livre complet agit comme une source d'informations, donnant des idées, des techniques et des conseils professionnels dans le domaine de la physiothérapie et de la santé musculo-squelettique.

Tout au long de ces pages, nous avons étudié les nombreuses facettes de la tension musculaire, vous dotant ainsi des compétences et des connaissances nécessaires pour gérer cette maladie répandue.

De la connaissance de l'architecture de la tension musculaire à la détection de ses symptômes, en passant par la classification des niveaux de gravité et l'utilisation du

R.I.C.E. approche thérapeutique précoce, chaque élément du traitement des tensions musculaires a été minutieusement exploré.

La pertinence d'un traitement adéquat, comprenant une thérapie physique, des exercices personnalisés et un retour progressif aux activités, a été soulignée pour favoriser une récupération optimale.

De plus, ce livre va au-delà de la thérapie pour intégrer des mesures préventives, abordant l'ergonomie, les stratégies de réduction du stress et le rôle essentiel de la nutrition dans la santé musculaire.

En examinant les préoccupations uniques de différents groupes d'âge et les tensions musculaires chroniques, nous avons souligné l'importance des thérapies spécialisées pour répondre aux différentes phases de la vie et aux difficultés persistantes.

Le chemin vers une gestion efficace des tensions musculaires ne s'arrête pas là ; cela continue d'être une approche proactive et globale du bien-être musculaire total. Il s'agit d'un parcours axé sur la sensibilisation, la prévention et le développement d'un mode de vie favorable au maintien d'une santé musculaire maximale.

Lorsque vous vous engagez sur ce chemin, n'oubliez pas que chaque étape franchie, qu'il s'agisse de routines d'échauffement, de mouvements conscients ou de recherche de conseils d'experts, contribue à la bonne santé de vos muscles.

En acceptant les idées avancées dans ce livre et en les intégrant dans votre vie quotidienne, vous ouvrez la voie à une santé musculaire prolongée et à une existence autonome et résistante aux blessures.

Puisse ce livre servir de ressource complète et de compagnon dans votre recherche de muscles robustes, encourageant une vie améliorée par le bien-être physique et la recherche continue d'une vie active et sans douleur.

La nutrition est la pierre angulaire de la récupération musculaire : un carburant vital qui reconstruit, reconstitue et façonne le chemin vers la force et l'endurance. endurance.

Mon alimentation
Nutrition

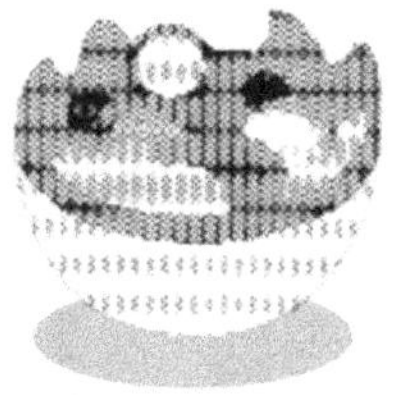

Nom: _______________   Date: _______________

Petit déjeuner

Déjeuner

Dîner

Liste d'épicerie

- _______________
- _______________
- _______________
- _______________
- _______________
- _______________
- _______________

Nutrition

Notes

Mon alimentation
Nutrition

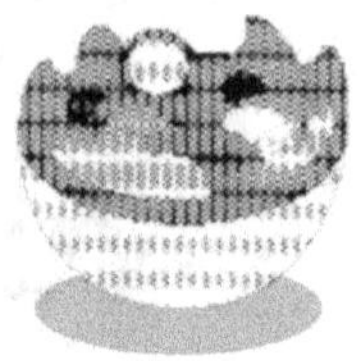

Nom: _______________   Date: _______________

Petit déjeuner	Déjeuner	Dîner

Liste d'épicerie

- _______________
- _______________
- _______________
- _______________
- _______________
- _______________
- _______________

Nutrition

Notes

Mon alimentation
Nutrition

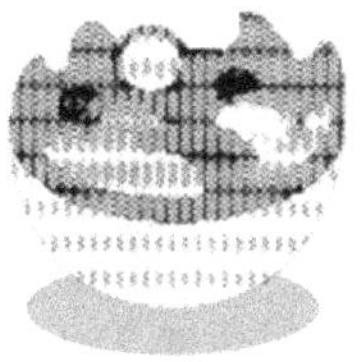

Nom: _________________   Date: _________________

Petit déjeuner	Déjeuner	Dîner

Liste d'épicerie

- _________________
- _________________
- _________________
- _________________
- _________________
- _________________
- _________________

Nutrition

Notes

Mon alimentation Nutrition

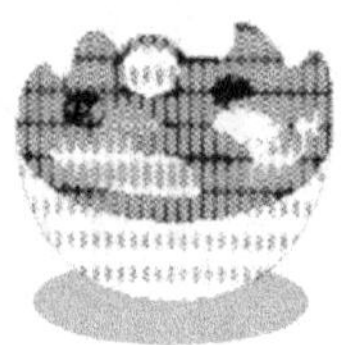

Nom: _______________   Date: _______________

Petit déjeuner

Déjeuner

Dîner

Liste d'épicerie

- ____________________
- ____________________
- ____________________
- ____________________
- ____________________
- ____________________
- ____________________

Nutrition

Notes

Mon alimentation Nutrition

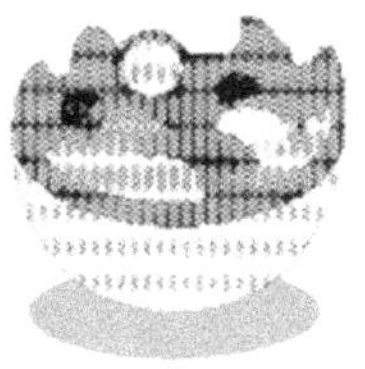

Nom: _______________ Date: _______________

Petit déjeuner

Déjeuner

Dîner

Liste d'épicerie

- _______________
- _______________
- _______________
- _______________
- _______________
- _______________
- _______________

Nutrition

Notes

Mon alimentation
Nutrition

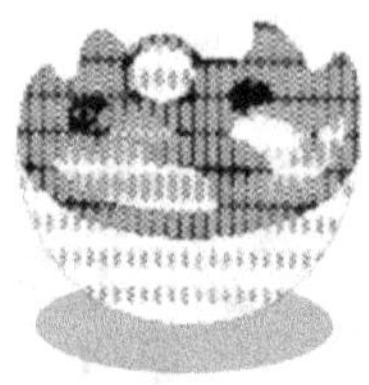

Nom: _______________ Date: _______________

Mon alimentation
Nutrition

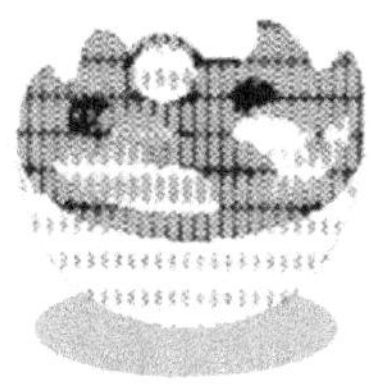

Nom: _______________   Date: _______________

Petit déjeuner

Déjeuner

Dîner

Liste d'épicerie

- ______________________
- ______________________
- ______________________
- ______________________
- ______________________
- ______________________
- ______________________

Nutrition

Notes

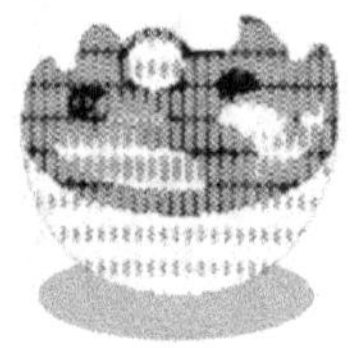

Mon alimentation
Nutrition

Nom: _______________   Date: _______________

Petit déjeuner

Déjeuner

Dîner

Liste d'épicerie

- _______________
- _______________
- _______________
- _______________
- _______________
- _______________
- _______________

Nutrition

Notes

Mon alimentation
Nutrition

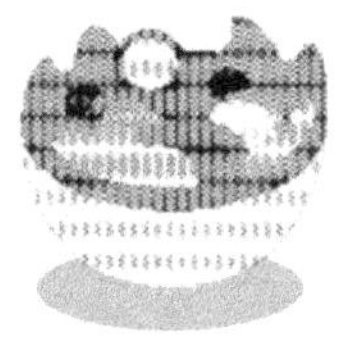

Nom: _______________   Date: _______________

Petit déjeuner

Déjeuner

Dîner

Liste d'épicerie

- _______________
- _______________
- _______________
- _______________
- _______________
- _______________
- _______________

Nutrition

Notes